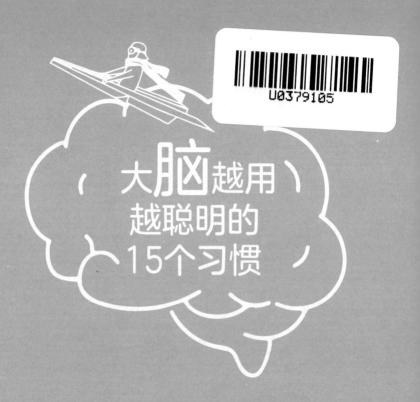

大脑越用越聪明的15个习惯

[日] 飞松省三 著

朱悦玮 译

北京时代华文书局

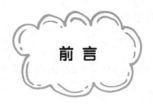

前 言

"最近变得很健忘"。

"和熟人见面时一下子叫不上来对方的名字"。

"想不起来昨天晚上吃了什么"。

最近你有没有这样的经历呢?

如果你认为这是"因为上了年纪所以没办法的事",
那就要特别注意了。

因为这或许是你的大脑开始老化的前兆。

如果置之不理,你的大脑就会迅速地老化下去。

有的人从 40 岁开始大脑就逐渐老化。

难道我们对大脑的老化就一点儿办法也没有,只能眼睁睁地看着它衰老吗?

答案是否定的。

在如今这个人均寿命可长达 100 岁的时代,我们决不能轻言放弃。

我有一个非常神奇的方法,不仅能够延缓大脑的老化,还可以使大脑返老还童。

这个神奇的方法不需要任何药物和医疗设备。

只需要稍微改变你每天的行动习惯即可。

而且,这些方法都非常简单,任何人都能够做到。

本书介绍的,就是我平时研究总结的防止大脑老化的 15 个习惯。我将从脑科学的角度,为大家说明这些习惯为什么具有让大脑返老还童的效果。

忘了做自我介绍,我现在担任九州大学医学研究院,临床神经生理学教授。

我 1979 年 3 月从九州大学医学部毕业的时候,脑 CT 检查才刚刚导入临床,还没有 MRI 检查的技术。

尽管当时并没有像现在这样拥有能够将大脑"可视化"的技术,但我仍然立志成为一名神经内科医生。

神经内科是以治疗大脑、脊髓、神经、肌肉的疾病为主的内科。涉及的疾病种类很多，比较常见的有头疼、脑卒中、阿尔茨海默病、帕金森病、肌萎缩侧索硬化（ALS）等。

1980 年最普遍的脑功能检查项目是脑波检查。我也利用这种方法对阿尔茨海默病、帕金森病以及癫痫等疾病进行研究。

进入 1990 年以后，能够测量大脑磁场的脑磁图检查和能够将大脑血液流量反应可视化的 MRI 检查都导入临床的结果，便是医生能够在"不开颅"的状态下对大脑状况进行观测和了解。此外，随着在外部对大脑进行刺激的电磁刺激法和直流电刺激法、交流电刺激法的出现，就连"暂时对大脑功能进行调节"这一愿望也成为现实。

医疗技术的进步，使得"观测大脑"的技术日趋完善。

但即便如此，因为人类的大脑非常复杂，所以目前仍然无法从科学的角度彻底地搞清楚大脑的机能。

我们的大脑虽然只占全部体重的 2%，却消耗人体全部能量的 20%。在人的寿命可长达 100 岁的时代，延缓大脑衰老的方法就显得尤为重要。

但现代人从饮食、生活方式到运动量，和过去相比都出现了巨大的变化。大脑所承受的负担也发生了变化。那么，应该如何减轻大脑的负担，提高大脑的耐久性呢？

去健身房只能锻炼身体，并不能锻炼大脑。

要想锻炼大脑，只能在日常生活中下功夫。

我作为脑科学的专家，希望让更多的人能够在 100 岁的时候仍然拥有健康的大脑，于是我决定创作本书。

与其他脑科学的相关书籍不同，本书中介绍的内容，都是我亲测有效，并且在国际英文杂志上发表过的研究成果，经过脑科学知识的证实，绝对值得信赖。

此外，本书中介绍的 15 个习惯并不需要全部实践。各位读者可以选择自己感兴趣或者适合自己的方法（习惯）来进行尝试，你一定能够切实地感觉到效果。

如果本书能够在人的寿命可长达 100 岁的时代里为诸位享受健康的人生贡献一份力量，就将是我最大的荣幸。

九州大学医学研究院临床神经生理学教授

飞松省三

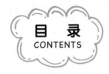

目 录
CONTENTS

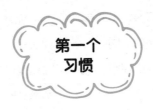

用"非惯用手"操作智能手机

"惯用手"与大脑的关系

我们人类有"惯用手"这个概念。当你第一次使用某种工具时，下意识地使用的那只手就是惯用手。

你的惯用手是左手还是右手呢？一般来说，90%的人都惯用右手。

"惯用手"是人类特有的，猴子甚至大猩猩都没有"惯用手"。

为什么只有人类才有"惯用手"呢？

这与人类的大脑之间有很深的关系。根据近年来的研究，人类的惯用手与人类大脑的非对称性有关。也就是说，在绝大多数情况下，"负责掌控语言的左脑，也负责控制右手书写文字"。

根据自己的意志采取的行动被称为"随意运动（voluntary movement）"，也叫自主运动。即大脑皮质之中的运动中枢为了达成某种目的而向肌肉发出指令，控制肌肉收缩，使人体做出有意义的行动。

通过随意运动，人类可以自如地控制手、脚、面部肌肉、眼球等全身的各个部位。

随意运动不仅能够使我们达到行动的目的，还可以使我们发出声音、做出表情，这些都是社会生活不可或缺的交流方法。

大脑使手部活动的机制

达成目的是随意运动的前提。比如在炎热的夏日待在家里的时候，很多人都会想打开空调凉快凉快吧，那么"想凉快凉快"就是"打开空调"这个随意动作的前提。

大脑是怎样执行这个过程的呢？

首先人体通过皮肤感知外界的温度，然后将炎热这个信息传达给大脑的感觉中枢。这样大脑就会知道外界环境很热。

在这种情况下，为了打开空调的开关，必须首先决定最有效率的运动顺序。在我们大脑的前额叶有一个叫作"补充运动区"的部位，这里负责制作运动程序。补充运动区向被称为"一次运动区"的部位发送指令，这个指令被完整地传达到位于脊髓部位的运动神经。于是人体就会伸出手、拿起遥控器、按下按键。空调开始运转，一会儿之后房间就会凉爽下来。

当温度降低之后，皮肤的温度传感器又开始工作，将"温度适中""还是很热""有点太冷了"等信息传达给大脑。然后大脑就会决定是否需要调整空调的温度。大脑就是这样利用人体的整个信息网络来根据目的做出相应的行动。

在书写文字的时候，大脑又是怎样运转的呢？

首先，眼睛会将文字是否书写正确的信息传达到大脑的视觉区。当大脑发现出现书写错误时，就会发出新的运动指令让手对错字进行修改。

在这个时候，被称为"前运动区"的部位起到至关重要的作用。

前运动区会根据感觉信息做好运动的准备，并且将信息送往运动区，使运动得以执行。

运动（动作）与大脑的关系

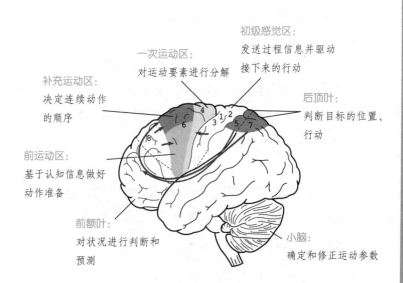

初级感觉区：
发送过程信息并驱动
接下来的行动

一次运动区：
对运动要素进行分解

补充运动区：
决定连续动作
的顺序

后顶叶：
判断目标的位置、
行动

前运动区：
基于认知信息做好
动作准备

前额叶：
对状况进行判断和
预测

小脑：
确定和修正运动参数

出处：《与随意运动相关的大脑区域及作用》（中外医学社，2016）。

使用"非惯用手"能够激活大脑

众所周知,在做同样的动作或使用同样的工具时,惯用手要比非惯用手更加灵活。

当我们使用惯用手的时候,与其说是"随意运动",不如说是"自动运动"更加贴切。而对于一个惯用右手的人,如果突然让他用左手使用筷子,恐怕他连一粒花生米也夹不起来。

我们通过研究发现,非惯用手因为无法达到"自动运动"的状态,所以更能够刺激大脑的运动皮层,使大脑与运动相关的领域活性化。

在这项研究中,我们以健康的成年人为对象,让参与者分别按照自身节奏(随意运动)和外界节奏(配合声音采取行动)进行复杂的手指运动。具体的运动方法如下图所示。

左手的复杂手指运动

　　首先用拇指分别碰触食指、中指、无名指、小指，然后握拳、展开，再握拳、再展开，这个动作重复两次之后，再次用拇指分别碰触食指、中指、无名指、小指。将上述动作按照自身节奏（极慢、慢、正常、快、极快）以及外界节奏（节拍器 0.5、1、2、3、4Hz）分别进行。

参与者使用平时不常用的非惯用手（因为参与者都惯用右手，因此进行实验时用的都是非惯用手左手）进行运动。

　　根据 MRI 同步检测的结果，我们发现当参与者按照自身节奏和外界节奏分别进行运动时，能够激活不同的运动神经。

　　也就是说，使用非惯用手可以增加大脑的血液流量。

　　为了达到"使大脑活性化"的目标，尽可能地激活大脑平时不常用的区域十分重要。

　　而在使用非惯用手的时候，因为需要用到平时大脑不常用的区域，所以能够增强大脑的活性。

　　我惯用右手，但我在用智能手机输入文字时坚持使用左手。因为这样做可以激活大脑之中平时不常用的区域。

　　此外，视觉信息不仅通过眼睛传达到前运动区，还会传达到后顶叶。操作智能手机的动作虽然简单，却能够同时激活运动区和感觉区，可以说一举两得。

　　现在很多年轻人习惯用双手操作智能手机，但这种操作方法很有可能并不是随意运动，而是一种自动运动（使用脊髓的运动）。这样的话，就无法激活大脑。

　　如果想要激活大脑，除了使用智能手机时使用非惯用手之外，最好在日常生活中也积极地使用非惯用手。

第一个习惯

用"非惯用手"操作智能手机

重点
总结

◎ "惯用手"是人类特有的。

◎ 90%的人惯用右手。

◎ 根据自己的意志采取的行动被称为"随意运动（voluntary movement）"。

◎ 非惯用手因为无法达到"自动运动"的状态，所以使用非惯用手更能够刺激大脑的运动皮层，使大脑与运动相关的领域活性化。

◎ 使用非惯用手的时候，因为需要用到大脑平时不常用的区域，所以能够增强大脑的活性。

◎ 双手操作智能手机可能无法起到激活大脑的效果。

◎ 如果想要激活大脑，除了使用智能手机时使用非惯用手之外，最好在日常生活中也积极地使用非惯用手。

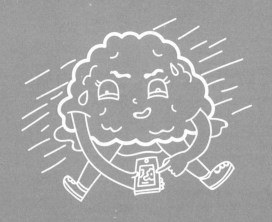

使用非惯用手滑手机

使用非惯用手（双手一起用无效果），能够刺激大脑平常很少使用的部位，达到活化的作用。

第二个
习惯

运动的时候配合节拍喊口号

　　"帕金森病"是一种与大脑有着密切联系的疾病。电影《回到未来》的主演迈克尔·J. 福克斯就患有这种疾病。他还专门设立了基金，为患有此病的患者治疗这种疾病提供资金上的援助。

　　帕金森病的症状主要有"手脚颤抖""动作迟缓""肌肉僵硬""身体失衡"等。

　　这种疾病的发病期主要集中在 50~65 岁，但也有

40 岁左右以及 70 岁以上发病的情况。40 岁以下发病的情况被称为"年轻型帕金森病"。前面提到的迈克尔·J. 福克斯患的就是这种年轻型帕金森病。

患有帕金森病的人，由于大脑深处"黑质"的功能下降，导致多巴胺分泌减少。

多巴胺是一种神经传导物质，当其到达大脑基底核的时候，大脑就可以根据目的做出相应的行动。大脑基底核具有调节运动区功能的作用，当大脑中多巴胺的分泌减少时，就会导致人体的运动功能下降。

如果对处于康复期的帕金森病患者进行观察就会发现，他们在走路时身体前倾，脚步拖沓、凌乱，而且经常难以迈出第一步。因此，这种疾病会给患者的日常生活造成非常严重的影响。

但是，在没有任何障碍物的平地上举步维艰的患者，上下楼梯的时候却十分顺畅，而且如果让患者听着节拍器的声音走路，他们就会走得很顺利。

加强自身节奏的方法

我的专业是临床神经生理学，同时也对帕金森病进行研究。因此，我通过 MRI 对帕金森病患者的运动功能进行过研究。

研究的结果表明，患有帕金森病的人与同龄的健康人相比，"自身节奏存在严重的问题"。

随着年龄的增加，很多人都会出现类似帕金森病症步履蹒跚的现象。因为所有人（不管是否患有帕金森病）的运动回路都会随着年龄的增加而发生变化，所以每个人都需要通过一些简单的方法来增强大脑活性，防止运动回路老化导致行动不便。

走路时配合"1、2"的节拍喊口号

我喜欢的运动是游泳。适当的运动非常有助于延缓大脑的老化。我基本每周游泳两次以上，每次游泳的距离是 1km~1.5km。

大家在运动的时候喜欢做什么呢？

"一边运动一边听喜欢的音乐""什么也不想、彻底放空大脑""让心情放松下来"……或许每个人的习惯都不一样吧。

虽然这些做法都不错，但我想从脑科学专家的角度给大家提供一个建议。

那就是在运动的时候，"配合节拍喊口号"。

当然即便不喊出声也可以，在心中默默地打节拍就好。

我在游泳的时候就会采用这个方法。

比如我打算游 1km 的时候，需要在 25m 的泳池来回游 20 次。体育馆里的游泳池中都设有浮标，每当游一个来回的时候，可以在浮标上放一个圆形的标记来做记录。

但我从来不用这个浮标。我开始游的时候，会在心中反复默念 0.5、0.5……当游完 25m 折返回来的时候，则反复默念 1、1……游完 50m 再次折返时反复默念 1.5、1.5……以此类推，当我游完 500m 的时候就会默念到 10。接下来的 500m 我会重新从 0.5 开始默念。

帕金森病患者在康复期练习走路时，如果配合"1、2""1、2"的节拍迈腿，就能走得比较顺利。

节拍的频率最好在"2Hz 左右"。

与走路相比，游泳时手臂摆动的频率只能在 1Hz 左右。因此，不同的运动应该采取不同的节拍。比如跑步时的节拍在 2.5Hz 以上（一分钟 160 步左右）比较好。

我住在博多，这里每年夏天都会举办名为"博多祇园山笠"的传统庆典活动。众多男子肩扛重达 1 吨的名为"山笠"的大花车，以每小时 5km 的速度跑过博多市内。

博多山笠庆典有自己独特的口号。当全力奔跑时，大家一齐喊"嘿呀、嘿呀"的口号，当小步快跑时，大家一齐喊"哦哟、哦哟"的口号，当进入狭长的小路,大家为了不碰到旁边的建筑和山坡而缓步前进时,则一起喊"哟咿、哟咿"。

由此可见,在运动的时候配合节拍喊口号,能够对控制动作起到辅助的作用。

为了延缓动作回路的老化,请养成在运动的时候配合节拍喊口号的习惯吧。

第二个习惯

运动的时候配合节拍喊口号

重点
总结

◎ 患有帕金森病的人,由于大脑深处"黑质"的功能下降,导致多巴胺分泌减少。

◎ 当大脑中多巴胺的分泌减少时,就会导致人体的运动功能下降。具体表现为走路时身体前倾,脚步拖沓、凌乱。

◎ 患有帕金森病的人上下楼梯的时候却十分顺畅,而且如果让患者听着节拍器的声音走路,他们就会走得很顺利。

◎ 所有人(不管是否患有帕金森病)的运动回路都会随着年龄的增加而发生变化,导致上了年纪之后无法再像年轻时候那样步履轻盈。

◎ 在运动的时候配合节拍喊口号(在心中默念也可以),能够增强大脑活性。

◎ 比较合适的节拍频率是"2Hz"。

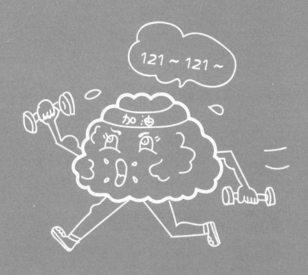

配合运动的节拍呼喝

运动的时候，搭配喊着"1、2""1、2"（在心中默喊也可以），
对于活化大脑有功效。

第三个
习惯

用拇指和食指以外的手指拿东西

　　婴儿一般在出生 1 年之后才会说话。在出生 4 个月的时候，只能发出"咿咿呀呀"的声音，出生 10 个月左右能够配合身体和手部的动作，发出"妈妈""爸爸"等声音。

　　那么，儿科医生在面对不会说话的婴儿时，如何判断其大脑发育是否正常呢？

"婴儿的手部运动发展"模式图

婴儿最初用整个手掌来握住物体，随后逐渐能够逐一控制自己的手指来抓取物体。

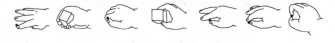

6 个月　　7 个月　　8 个月　　9 个月　　9 个月　　10 个月　　12 个月

答案是通过观察婴儿手部的活动来判断婴儿大脑发育程度。

婴儿在出生 6~7 个月的时候，就能够用整个手掌来握住物体。随后婴儿逐渐能够逐一控制自己的手指，到 12 个月的时候就能够用拇指和食指来抓住物体了。

手指运动与大脑之间的关系

为什么手指是逐一发育，而不是一起发育的呢？

因为在"皮层拓扑地形图"中，手部和面部所占的区域要比脚部和躯干所占的区域大得多。

"皮层拓扑地形图"是由获得诺贝尔生理学或医学奖的加拿大神经外科医生怀尔德·潘菲尔德绘制的大脑功能示意图。潘菲尔德在为癫痫患者进行开颅手术时，为了确认患者的病灶，他用微弱的电流对负责动作指令的"运动区"和负责感觉的"感觉区"进行刺激。患者的脑部在受到电流刺激时，手脚会做出相

"皮层拓扑地形图"

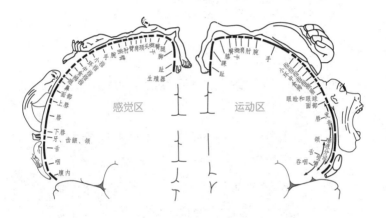

感觉区　　　　　　　运动区

应的动作。于是潘菲尔德就发现了大脑中的不同区域和人体各部位之间的对应关系。

我曾经通过"脑磁图"对婴儿"用整个手掌握住物体"和"用手指抓住物体"时对应的大脑不同区域分别进行过检测。

当大脑的神经细胞活动时，大脑中就会产生出微弱的电流。而电流会产生磁场（只有地磁场的一亿分之一）。脑磁图检测就是通过超传导感应器对这个磁场进行检测的方法。通过脑磁图检测，我们可以检测到大脑的活动区域，并且范围能够精确到 2~3mm。

根据脑磁图的检测结果，当婴儿"用整个手掌握住物体"的时候，其大脑运动皮质部分的手部区域还没有形成，而"用手指抓住物体"的时候，手部区域就已经完全形成了。

由此可见，让婴儿能够逐一控制自己的手指时，其皮层拓扑地形图的手指部分也随之发育完全。

值得注意的是，在皮层拓扑地形图中，手指和手掌所占的区域非常大。约占运动区的三分之一、感觉区的四分之一。

也就是说，大脑需要给手指发送大量的指令。

大脑不仅要控制身体各个部位的行动，还会接收身体各个部位传达来的刺激，并且随之产生变化。当我们活动手指的时候，大脑中的很大一片区域都会受到刺激。因此，成年人也能够通过活动手指来增强大脑的活性。

尽量多用平时不常用的中指、无名指和小指

因为绝大多数的人平时最常用的都是拇指和食指，所以在大脑之中，这两个手指对应的区域受到的刺激比较多。但如果下意识地"用拇指和食指以外的

手指拿东西"，就可以激活平时受刺激比较少的大脑区域。

当然，只用中指、无名指和小指很难抓住东西，因此可以下意识地"封印"食指，多尝试"拇指与中指""拇指与无名指""拇指与小指"的组合。

通过多使用平时不常用的中指、无名指和小指，可以使大脑的相应区域得到刺激，使我们的运动变得更加灵活。

第三个习惯

用拇指和食指以外的手指拿东西

重点
总结

◎ 通过观察婴儿手部的活动来判断婴儿大脑的发育
程度。

◎ 手指的运动与大脑之间有很深的联系。

◎ 潘菲尔德博士发现的"皮层拓扑地形图"总结了大脑
中的不同区域和人体各部位之间的对应关系。

◎ "用拇指和食指以外的手指拿东西",可以激活平时
受刺激比较少的大脑区域。

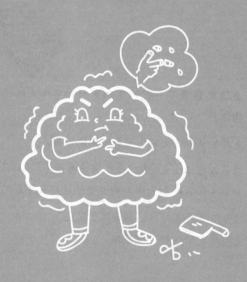

用拇指、食指以外的手指拿东西

身体部位与大脑区块相互对应，刺激拇指和食指以外的其他指尖，可以活化大脑较少使用的区块。

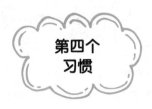

第四个
习惯

演奏乐器——从 50 岁开始也不迟

为什么上了年纪的人没有年轻人学得快

很多上了年纪的人因为有了更多的空闲时间，所以打算学一样乐器作为消遣。我就有一个朋友，50岁之后开始学习大提琴。

人类之所以能够在右手控制琴弓的同时，左手还能准确地按住琴弦，正是因为人类拥有强大的大脑。

在人的寿命可达 100 岁的时代，只要肯努力，即便从 50 岁开始学习乐器也不迟。

但与年轻人相比，上了年纪的人在学习上需要花费更多的时间。

这是为什么呢？

当我们学习知识和进行练习时，大脑的结构与功能也会随之发生变化。这种变化被称为"可塑性"。在脑科学领域，可塑性指的是"能够变化并维持变化后状态"的性质。

大脑的可塑性与开始学习、进行练习时的年龄有很大的关系。

脑科学界对自幼便学习乐器的孩子进行了许多研究。

比如学习小提琴的孩子，经常使用小指，因为在演奏小提琴时要经常用到左手的小指按压琴弦；而没有学习小提琴的孩子几乎不怎么使用小指。因此与前者相比，后者大脑中左手小指对应的区域要比前者左手小指对应的区域小得多。

有研究者对从小就练习小提琴的人的左手拇指和

小指分别进行刺激，并通过脑磁图对大脑相应区域的范围进行检测。结果发现当左手小指受到刺激时，脑磁图会出现较大的反应。这充分地证明了从小就练习小提琴的人，大脑之中与小指对应的区域范围较大。

更耐人寻味的是，这种变化的程度与"从几岁开始学习小提琴"也有很大的关系。

比如5岁和10岁开始学习小提琴的人，大脑中小指对应区域的范围会扩大许多，而14岁之后才开始学习小提琴的人，对应区域的范围扩大得则较小。

由此可见，大脑中负责处理手指感觉的区域，会因为反复的刺激而发生变化，而这种变化的程度则与开始接受刺激时的年龄有关。

因此，让孩子从小就学习乐器是有道理的。

使用手指进行重复训练的功效

看到这里，或许会有人觉得，"50岁开始学习乐器"已经太晚了。

但实际上并非如此。

正如我在第二个习惯之中提到过的那样，虽然随着年龄的增加，自身节奏的运动能力会下降，但运动区之外的其他区域会对其进行补充。

比如能够配合声音进行运动的外界节奏回路就仍然保持着正常的作用。而演奏乐器需要同时使用到自身节奏的运动回路和外界节奏的运动回路。

通过重复的刺激使大脑的机能发生变化的情况被称为"经验依赖可塑性"。康复医学领域对这种经验依赖可塑性十分关注。

也就是说，重复训练是恢复人体功能的重要基础。

通过演奏乐器等方法进行重复运动，就相当于提前进行了这种训练。这种状态在演奏结束之后仍然能够保持一段时间。

这是因为重复训练不但能够强化与运动相关的神经网络，还能使其发生持续的变化。

除了演奏乐器之外，任何能够活动手指的重复训练都有同样的效果。为了增强大脑的活性，请大家积极地尝试演奏乐器吧。

第四个习惯

演奏乐器——从 50 岁开始也不迟

重点总结

◎ 大脑的结构与功能会随学习与练习发生变化。

◎ 大脑可塑性（能够变化并维持变化后状态）的程度与开始学习和进行练习时的年龄有关。14 岁之后才开始学习和练习的话，大脑可塑性就会变小。

◎ 通过重复的刺激使大脑的机能发生变化的情况被称为"经验依赖可塑性"。康复医学领域对这种经验依赖可塑性十分关注。

◎ 通过演奏乐器等方法进行重复运动，不但能够强化与运动相关的神经网络，还能使其发生持续的变化。

◎ 除了演奏乐器之外，任何能够活动手指的重复训练都能增强大脑的活性。

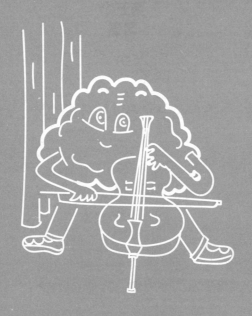

学习乐器

学乐器可以刺激指尖，随着固定节奏运动，增强大脑的神经网络。

第五个
习惯

做记录的时候尽量用手写

手写的功效

当需要做记录的时候，你会怎么做呢？

近年来，似乎越来越多的人开始使用智能手机和
电脑的记事功能以及智能手机的照相功能来做记录。
虽然这些功能都十分方便，但要是过度依赖这些方便
的功能，就会使我们的大脑"生锈（缺乏锻炼）"。

文字信息和声音信息是怎样进入我们大脑的呢？

视觉的刺激，会通过视网膜经由视觉神经被送往大脑之中的视觉区。听觉的刺激则通过内耳的听觉神经被送往位于颞叶的听觉区。随后，视觉和听觉信息会被送往位于左脑的语言区（韦尼克区）。

虽然文字信息和声音信息的入口不同，但最终都在语言区会合。这样一来，即便默读的文字信息也能被转变为声音信息，而没有文字的声音信息也能被转变为文字信息。

请大家想象一下手写文字时候的情景。

首先，握笔的时候我们的手指就会受到直接的刺激。通过调整运笔的力度，书写出的文字会出现深浅和粗细的差异。同时我们还可以根据整体的效果来对文字的大小和间距进行调整。

因此，在手写文字时，我们其实在无意识之中调用了许多感官系统。

日本人和欧美人大脑的活跃区域不同

文字是为了记录声音信息而被发明出来的一种手段。在人类的历史之中，有很长一段时期都只有语言信息而没有文字信息。

据说人类在数万年前就已经开始用语言进行交流，而最初的文字体系则诞生于公元前 4000 年。后来，文字又发展出许许多多的形态。

大家觉得日语复杂吗？据说很多外国人都认为日语很难学。

日本人能够熟练地使用汉字、平假名和片假名。汉字是从中国输入的文字，假名是基于汉字创造出来的表音文字。汉字属于表意文字，一个汉字能够表示相应的意思，而假名这种表音文字则不能。

日本人究竟是怎样理解如此复杂的日语的呢？

我将从脑科学的角度为大家进行说明。

日本人和欧美人的大脑在处理信息时采用的是不

同的方法。简单说，就是大脑的活跃区域不同。

这个结论是通过对脑卒中后遗症的人进行观察后得出的，许多脑卒中后遗症的人，失去了认读汉字的能力。

1983 年，东京大学的岩田诚博士（东京女子医大名誉教授）提出了大脑对假名与汉字的处理过程完全不同的"双重回路"假设。

在人类的大脑中有一个部位叫作"语言区"，如果语言区之中的韦尼克区（A）遭到破坏，人类就无法听懂对方说的话，患上失语症。在韦尼克区上方有一个叫作角回（AG）的区域，这部分是视觉性语言中枢（阅读中枢），一旦遭到损伤就会使人失去读写能力。

岩田博士根据对患者进行的观察，推测颞叶后下方（T）的区域是汉字中枢。在阅读假名的时候，大脑之中的信息传导顺序是 V → AG → A。而阅读汉字的时候，信息传导的顺序还要加上 V → T → A 的回路。

顺带一提，书写假名的时候，信息按照 A → AG → S 的回路进行传导，而书写汉字的时候则

大脑读写的机制

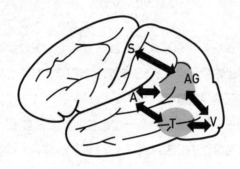

左脑的侧视图

A：听觉区（韦尼克区）

AG：角回

S：躯体感觉区

T：颞叶后下方

V：视觉区

出处：《颞叶后下部与汉字的读写》（岩田诚，1988）。

需要 A → T → V → AG → S 这种复杂的回路。

对于"习惯使用字母文字"的欧美人来说，处理汉字信息会给大脑增添负担，因此他们才觉得日语过于复杂，很难学会。

在读写日语的时候因为需要同时使用汉字和假名，所以会使大脑的机能也发生变化。

我通过 MRI 对健康人读写汉字和假名时大脑的活动情况进行了检测。

结果发现，读写汉字能够增强大脑颞叶下方区域的活性，读写假名则能够增强额叶下方区域的活性，这项检测的结果也从侧面证实了岩田博士的假设。

欧美人读写字母时使用的大脑回路，与日本人读写假名时使用的大脑回路相同。因为欧美人读写时大脑不需要用到汉字回路，所以大脑的负担更小。

有趣的是，华盛顿大学的欧杰曼博士在一项研究中对同时熟练掌握英语和西班牙语的癫痫患者的大脑进行电流刺激时，发现患者大脑中负责使用英语和西班牙语的是两个不同的区域。

让习惯了简化的大脑提高活性的方法

正如我在本章开头所说的那样，最近越来越多的人开始用电脑和智能手机来做记录。

用这些电子设备输入文字的时候依次激活的感官如下所示：

眼睛→视觉中枢→读写中枢→运动中枢

但很多人可能都有过这样的经历，那就是习惯了键盘打字之后，忽然需要提笔写字的时候会想不起来这个字应该怎样写。

因此对于习惯了键盘打字的大脑来说，手写输入是一种非常简单且有效的提高大脑活性的方法。

在教育领域，普遍认为手写能够提高学习、记忆以及理解的效果。从脑科学的角度来说，"用手写字"

这个行为属于控制手指进行的作业，通过将意识集中在书写这个行为上，就可以增强大脑的活性。

在书写的过程中，大脑会同时思考"这种写法对不对"，这也会刺激到大脑的前额叶。

书写还有增强记忆力的效果。当我们尝试记忆一个汉字的时候，很多人都采用过在纸上反复书写的方法吧。与光用眼睛看来记忆相比，书写可以使记忆更加深刻。

因此，请大家多用手写的方法来做记录，这样可以增强大脑的活性。

第五个习惯

做记录的时候尽量用手写

重点
总结

◎ 过度依赖智能手机的拍照和电脑的记事本功能，就会使我们的大脑"生锈（缺乏锻炼）"。

◎ 手写可以使手指受到直接的刺激。可以通过调整运笔的力度控制文字的深浅和粗细。还可以根据整体的效果来对文字的大小和间距进行调整。因此，能够在无意识之中调用许多感官系统。

◎ 对于习惯了键盘打字的大脑来说，手写输入是一种非常简单且有效的提高大脑活性的方法。

◎ "用手写字"这个行为属于控制手指进行的作业，通过将意识集中在书写这个行为上，就可以增强大脑的活性。

◎ 从脑科学的角度来说，与光用眼睛看来记忆相比，书写可以使记忆更加深刻。

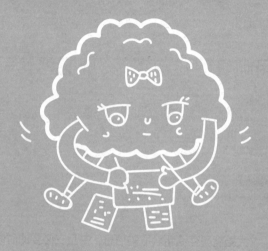

手写笔记

手写的动作可以刺激指尖和大脑相关区域，更可以强化记忆，对于习惯使用计算机的现代人尤为重要。

第六个
习惯

用顺口的短句锻炼"联想记忆"

记忆的机制

　　大脑能够存储新获取的信息，并且在必要的时候将其取出。这一过程被称为"记忆"。但如果大脑判断新获取的信息不重要，就只会将其临时存储起来，而不会长期存储。

　　在颞叶的深处，有一个被称为海马体的部分。之所以被叫作海马体，是因为其形状与海马十分相似。

　　日常生活中发生的事情以及学习时需要记忆的信

息，都会在海马体中经过整理和加工后被存储到大脑皮质之中。

也就是说，在我们的大脑之中，"新获取的信息"存在于海马体之中，"旧信息"存在于大脑皮质之中。

将上述内容综合到一起，就会发现记忆分为①"编码（对来自外部的信息进行最初加工，在脑海里形成深刻印象）"→②"存储（将信息转变为记忆存储起来）"→③"提取（将信息回忆起来）"，三个阶段。

大脑为什么会遗忘

上了年纪之后出现遗忘的现象，是因为在上述 3 个阶段之中，③"提取"的功能下降。"提取"的功能下降会导致我们在回忆信息的时候花费更多的时间。

比如"不小心忘记了约会的时间""不记得钱包

收在什么地方了"，这些只是单纯的"遗忘"，并不属于痴呆的症状。

因为我们知道"有约会""把钱包收起来了"，而且知道"自己忘记了"，所以对日常生活不会造成太大的影响。

与之相对的，痴呆症状的遗忘则是连"有约会""把钱包收起来了"等事情本身都忘记了的情况。

这是由于记忆的第一阶段"编码"出现问题所导致的。

痴呆的典型症状是记不住刚刚发生的事情，对同一件事情反复询问。尤其记不住吃饭和外出等"事件记忆"。

俳句的联想游戏

前面说了这么多，接下来终于要进入正题了。俳句和川柳是日本的传统文学艺术表现形式。

俳句指的是用五－七－五共十七个音节来表现的诗句，比如著名的俳句"闲寂古池旁，青蛙跳进水中央，扑通一声响"。

川柳虽然也是用五－七－五共十七个音节来表现的诗句，但和俳句最大的区别在于，川柳不需要"季语（用以表示春、夏、秋、冬的季节用语）"，因此川柳比俳句的自由度更高。

不管俳句还是川柳，表现的都是自然之力、瞬间之美以及直击心灵的体验。将这些内容凝缩在 17 个音节之中，充分地体现出了古人的智慧和创意。

我的一个朋友，美国国立卫生研究院的哈雷特教授就很喜欢俳句。因为文化上的差异，外国人创作的俳句不一定有季语。有一次在日本举办的国际学会的恳谈会上，他和我分享了一个他创作的俳句。

Drink it hot or cold（酒不问冷热）

In either square or round cup（杯子也不问方圆）

You will still get drunk（喝了就会醉）

当我们的大脑想起某个记忆时，与之相关的记忆也会被同时联想起来。

这被称为"联想记忆"。也就是说，人类只要得到某种线索，就能够将与之相关的事情全都同时回忆起来。

比如偶然在电视或者收音机里听到以前听过的乐曲，立刻就能想起当时自己的状况，包括交往的异性、关系要好的朋友、生活的情景等。

在记忆的"编码"阶段，海马体中的神经细胞会组成"记忆的集合体"并保存在大脑之中。

获得诺贝尔生理学或医学奖的利根川进先生提出，当属于记忆集合体一部分的神经细胞在某种刺激下开始活动，那么整个集合体都会开始活动，结果就是使大脑之中的记忆苏醒过来。

此外，即便与记忆之初的状况并不完全相同，但只要有一部分类似的状况作为线索，也可以使大脑完全回忆起曾经的记忆。

我认为俳句和川柳的创作应该是有感而发。在某个特定的状况下，五－七－五的诗句自然而然地从脑海之中涌现出来。这是最理想的状态。但像我们这样的普通人，想达到这种"出神入化"的境界恐怕要花上不少时间。

因此，我建议大家将俳句当成一种联想游戏。

将季语当成突破口，然后思考通过这个季语"能够联想到什么"。

比如从"花鸟风月"出发，你都能联想到什么呢？

即便在什么也想不出来的时候，通过联想记忆也能增强大脑在记忆过程中的活性，使大脑想出更多的创意。

请大家也试着用俳句和川柳来刺激大脑吧。

联想记忆的模型

我们的大脑在记忆一个人的相貌和声音时，会分别建立两个不同的神经细胞群。每当我们见到这个人并与其进行对话时，这两个神经细胞群会同时活动，并且相互之间的联系越来越强。如果重复这个记忆过程，当我们通过打电话等方式只闻其声时，也能够联想起对方的相貌（联想记忆）。

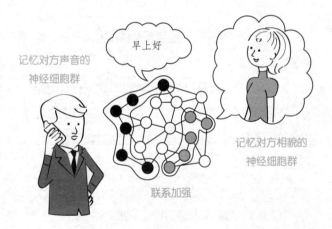

记忆对方声音的
神经细胞群

早上好

记忆对方相貌的
神经细胞群

联系加强

第六个习惯

用顺口的短句锻炼"联想记忆"

重点总结

◎ 记忆由①"编码（对来自外部的信息进行最初加工，在脑海里形成深刻印象）"→②"存储（将信息转变为记忆存储起来）"→③"提取（将信息回忆起来）"，三个阶段组成。

◎ 遗忘是由于③"提取"的功能下降而导致的。

◎ 当我们的大脑想起某个记忆时，与之相关的记忆也会被同时联想起来。这被称为"联想记忆"。

◎ 以俳句的季语作为突破口自由地展开联想，能够锻炼联想记忆。

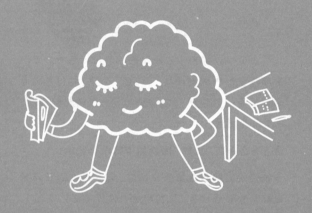

利用诗句锻炼"联想记忆"

练习写诗，可以运用联想记忆，刺激大脑"铭记→维持→
回忆"的记忆程序。

第七个
习惯

用手工劳动来改变大脑

"肌肉记忆"对大脑的好处

我在美国芝加哥大学留学的时候，最让我感到惊讶的就是美国人"DIY（自己动手做）"的习惯。对于生活中遇到的一些小问题，美国人都是尽量自己动手解决。

在美国，汽车是非常重要的生活工具，如果遇到像爆胎和电路故障之类的问题，美国人都会先尝试自己维修。

我因为完全没有修理汽车的经验，所以每当汽车出问题的时候都只能将车开到修理厂去。但可能是因为我的英语说得太差，没办法向修车师傅准确地描述汽车的故障，所以每次修车都不能彻底解决汽车的问题。于是，我逐渐学会了自己检查散热器的冷却液和发动机的机油。由于芝加哥的冬季十分寒冷，导致车上的蓄电池经常失效。我甚至学会了用电缆与另一台车连接给发动机打火的方法。

　　当我结束留学生活回到九州大学之后，有一天在停车场我遇到了一个汽车蓄电池没电了的同事。我在芝加哥积累的经验派上了用场，我从自己的车里拿出电缆帮助他启动了发动机。

　　这种"自己动手解决问题"的行为，对大脑非常有好处。

不会受痴呆影响的"程序记忆"

患有痴呆的人虽然记忆能力大幅下降，但已经掌握的乐器、裁缝、家务等"程序记忆"却并不受影响。

"程序记忆"，指的是人在无意识的状态下通过重复的学习和练习将掌握的技能记忆下来。

比如"骑自行车""游泳""滑雪""弹钢琴"等都属于"程序记忆"。即便患上痴呆，这些技能也不会被遗忘。

程序记忆一旦形成就很难被遗忘。即便 10 年不骑自行车，我们的身体仍然记得骑自行车的方法。

在程序记忆中发挥重要作用的不是海马体，而是位于大脑深处的"基底核"以及位于大脑后下方的"小脑"[请参见第 5 页的插图"运动（动作）与大脑的关系"]。

大脑的"基底核"负责控制身体肌肉的行动和停止，"小脑"则负责对肌肉的细微动作进行调整使动作流畅。

在我们努力地进行练习，不管失败多少次也仍然坚持重复训练的过程中，"基底核"与"小脑"就会掌握正确的动作，并将其记忆下来。

像这样用身体掌握的"程序记忆"会永远地保留在我们的大脑之中，绝对不会被遗忘。

锻炼"工作记忆"的方法

另一个非常重要的记忆是"工作记忆"。

"工作记忆"简单说就是"思考时使用的记忆"。我们在进行思考的时候，必须在大脑中同时记忆多个内容并且对这些内容相互之间的关系做出判断，然后采取行动。

比如去超市买东西这个行为，大脑就必须先记住做晚饭都需要用到哪些材料。像这样"为了做某件事，需要在短时间内记忆多个内容"的情况在日常生活中十分常见。

在日常会话之中也会用到"工作记忆"。如果对方提出问题，我们的大脑需要先记住这个问题才能针对这个问题做出回答。阅读的时候也需要先记住书中的人物以及前几页阅读过的内容，才能理解文章的内容。

这种类型的记忆因为只需要在思考的时候保存于大脑之中即可，所以属于一种短期记忆。主要由大脑中的一个叫作"额颞联合区"的部分负责。

大脑会将分散于各处的信息都集中并临时保存在额颞联合区，通过对这些信息的组合与分解来思考"接下来应该怎么做"。

在对多个信息进行组合并解决问题的时候，"工作记忆"发挥着至关重要的作用。

从这个意义上来说，"工作记忆"或许是最有人类特色的记忆。

一个人工作记忆的能力在 20~30 岁阶段达到巅峰，之后随着年龄的增加逐渐下降。

　　那么，怎样才能防止工作记忆能力下降呢？

　　日常生活中的对话、做饭、购物等行为都会用到工作记忆。参加大型活动与许多人进行交流，能够对大脑进行刺激，使大脑的神经细胞活性化。

　　虽然日常生活之中的这些行动就可以对大脑产生足够的刺激，但要是能积极进行手工劳动（DIY）的话，就可以通过"程序记忆"和"工作记忆"更进一步提高大脑的活性。

　　请大家也试着自己动手解决问题，锻炼一下自己的"程序记忆"和"工作记忆"吧。

第七个习惯

用手工劳动来改变大脑

**重点
总结**

◎ "自己动手进行解决问题的行为,对大脑非常有好处。

◎ 在无意识的状态下通过重复的学习和练习将掌握的技能记忆下来的"程序记忆",即便患上痴呆这些技能也不会被遗忘。

◎ "骑自行车""游泳""滑雪""弹钢琴"等都属于"程序记忆"。

◎ 在程序记忆中发挥重要作用的不是"海马体",而是位于大脑深处的"基底核"以及位于大脑后下方的"小脑"。

◎ 手工劳动不但能够锻炼"程序记忆",还能够锻炼"工作记忆"。

◎ 一个人工作记忆的能力在 20~30 岁阶段达到巅峰,之后随着年龄的增加逐渐下降。

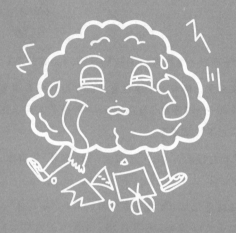

用手工劳动改变大脑

养成"自己动手做（DIY）"的习惯，进行修缮、改造、制造等工作，可以同时锻炼程序记忆和工作记忆，活化大脑。

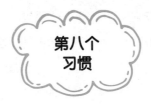

第八个
习惯

控制压力

人到中年，工作和生活上都面临着巨大的压力。

那么，压力究竟是怎么来的呢？

当我们受到刺激时，身体就会相应地产生变化，这种状态被称为"压力状态"。同时，我们的身体也有一种自我保护的机制，会设法将因刺激引发的变化恢复原状，这种反应被称为压力反应。压力状态和压力反应会导致我们的身体出现各种各样的问题（内分泌失调）。

被誉为"压力学之父"的汉斯·塞利博士于1936 年在《自然》杂志上发表了著名的"一般适应综合征"论文。虽然这是第一篇关于压力的论文，但在文中并没有出现"压力"这个词。

当人体感知到压力的时候，就会产生出想要消除压力的防御反应。这就是压力反应。

增加控制压力的"5- 羟色胺"的方法

当人们遇到意料之外的事情时就会产生压力。

比如与亲人生离死别、或者家人罹患疾病，这些令人难以接受的事情会让人产生压力，这应该不难理解。但有时候当面对升职、结婚、孩子独立等积极的事情时也会产生压力。

压力反应分为 3 种：

第一种是心理层面上的，比如焦虑、不安等内部因素造成的压力。

第二种是身体层面上的，比如肩部疼痛、头疼、失眠等因素造成的压力。

第三种是行动层面上的，比如工作失误、饮酒过多、暴饮暴食等因素造成的压力。

这些压力反应会表现在自律神经系统（比如心跳数、血压等）、内分泌系统（比如皮质类固醇和肾上腺素的分泌）、感情（焦虑、不安等）以及行动的变化上。

这些都是大脑主导的生物反应。

从目前的科学水平来说，人类无法彻底消除压力，但可以通过控制压力来保持心理上的平衡。

控制压力的关键就在于名为"5- 羟色胺"的大

脑物质。

5- 羟色胺是大脑内神经传导物质的一种。具有调整睡眠、食欲和心情的作用。5- 羟色胺不足会导致大脑功能下降，难以保持心理平衡。

现在科学研究证明，5- 羟色胺不足也是导致压力过大、抑郁症、失眠等产生的原因。要想战胜压力，保证 5- 羟色胺的分泌至关重要。

经常有人说，"冬季天气阴沉的时候心情也跟着郁闷起来。"实际上，这种季节性的情绪障碍与缺乏光照有很大的关系。

澳大利亚科学家格鲁普 2002 年发现，大脑在晴天分泌的 5- 羟色胺比在阴天分泌的 5- 羟色胺多。

也就是说，多晒太阳能够增加 5- 羟色胺的分泌，使人的心情变得更加舒畅。希望大家能够养成早起晒太阳的好习惯。

另一个增加"5- 羟色胺"的方法

"有节奏的运动"也能增加 5- 羟色胺的分泌。除了大家都很熟悉的快步走和跑步之外，就连唱歌也属于有节奏的运动。这些运动能够缓解大脑疲劳，促进 5- 羟色胺分泌，每天只要坚持做 20 分钟就可以。

当我们在日常生活中感到有压力的时候，只要采取正确的对策就能有效地减轻压力。

每天都要面对堆积如山的工作，好不容易做完了眼前的工作，以为能有一点自己的时间，结果又被分配了意料之外的工作。

面对这样的情况，任何人都难免会产生压力。

但"将工作当成义务、被迫去做"和"将工作当成乐趣、主动去做"这两种不同的态度，在面对工作时产生的压力也完全不同。

在 2019 年全英高尔夫球公开赛上取得冠军的涉野日向子选手因为在比赛中一直保持微笑而被称为"微笑的灰姑娘"。

这种保持微笑的积极心态能够缓解压力，使她在比赛中发挥出更高的水平。

　　现代社会是充满压力的社会，我们在家庭、学校、职场等各种环境之中都会遇到许许多多的压力。

　　如果大家感兴趣的话，不妨拿出 5 分钟做一下"职场压力自我检测"如果能够把握自己的压力情况，就一定能够找到正确的应对方法吧。

第八个习惯

控制压力

重点总结

◎ 当我们受到刺激时，身体就会相应地产生变化，这种状态被称为"压力状态"。同时，我们的身体也有一种自我保护的机制，这种机制会设法将因刺激引发的变化恢复原状，这种反应被称为压力反应。

◎ 压力反应分为"心理层面""身体层面"和"行动层面"三种，这些都是大脑主导的生物反应。

◎ 从目前的科学水平来说，人类无法彻底消除压力，但可以通过控制压力来保持心理上的平衡。

◎ 要想增加 5- 羟色胺的分泌，可以采取"多晒太阳""每天做 20 分钟的有节奏运动""用积极的心态面对工作"等方法。

◎ 不要把工作当成义务而是当成乐趣，就能减少大脑的压力。

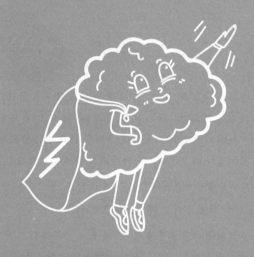

尽量避免义务感

带着义务感做事情，容易产生压力，引发焦躁、睡眠障碍等不良反应。多晒太阳可促进血清素分泌，保持正面思考和愉快心情，对大脑很有帮助。

第九个
习惯

每周做 3 次有氧运动

预防痴呆最有效的方法

正如我在前文中提到过的那样，我每周会游泳至少两次，每次 30 分钟以上。这个习惯我已经坚持了 20 多年。

任何一本与脑科学有关的书籍都会建议大家根据自己的运动能力选择合适的运动并坚持下去。

运动是预防和治疗痴呆最有效的方法。

尤其是像走步这样的有氧运动，具有促进大脑血液流动的效果。

运动还能燃烧内脏脂肪，降低血糖、血脂和血压，增加高密度脂蛋白胆固醇，可以说是好处多多。

根据《痴呆患者治疗手册 2017》的记载，不使用药物治疗痴呆的唯一有效的方法，就是运动疗法。

每天步行距离 400m 以下，患阿尔茨海默病的风险增加一倍。

2004 年，阿伯特博士对 2257 名 71~93 岁的健康男性进行了持续 4 年的追踪调查。

结果在追踪调查的 4 年间，有 158 名男性出现痴呆症状。其中每天步行距离在 400m 以下的人，比步行距离在 400m 以上的人患阿尔茨海默病的风险高一倍。也就是说，随着每天步行距离的增加，健康人罹患痴呆的风险也会成比例地降低。

有氧运动能够使海马体年轻 1~2 岁

2011 年，埃里克森博士将 120 名 55~80 岁的健康人平均分为两组，分别让他们进行有氧运动和柔软体操项目，然后分别在半年和一年这两个时间节点对两组参加者进行痴呆和 MRI 检查。

结果发现，进行有氧运动的一组参与者，大脑中海马体的体积在 1 年间增加了大约 2%，而做柔软体操的一组参与者，大脑中海马体的体积则出现了减少的情况。

埃里克森博士将有氧运动组的参与人员的空间记忆检查结果与海马体的体积变化率进行了对比，发现两者之间存在正相关关系。因此他根据这项调查的结果得出"有氧运动能够使海马体年轻 1~2 岁"的结论。

"脑锻炼"没有效果

现在很流行的"脑锻炼"究竟有没有效果呢？

就目前来说，其有效性尚未得到确认。2010 年，奥恩博士在《自然》杂志上发表的一篇论文认为"脑锻炼"并没有效果。

奥恩博士将 11430 名 18~60 岁的健康人分成 3 组进行测试。其中 A 组人员被安排了参与和推理跟解决问题相关的课题，B 组人员则被安排了参与和包含记忆、注意力、计算等在内的脑锻炼课题，C 组人员则参与和普通的互联网信息检索相关课题。每一组的课题都是每次进行 10 分钟，每周 3 次，共持续 6 周时间。

如果脑锻炼确实有效的话，那么在经过 1 年训练之后 A 组人员和 B 组人员的认知功能应该比 C 组人员认知功能更好。但结果显示，不管是在训练前还是训练后，3 组人员的大脑认知功能几乎没有任何差异。由此可见，脑锻炼并没有起到预期的效果。

因为这项研究的对象超过 1 万人，而且设定了 2 种脑锻炼的方法并进行了合理的分析，所以直到目前为止还没有出现能够推翻这一结论的其他报告。

由此可见，要想有效地预防痴呆，最好的办法就是运动特别是有氧运动。虽然运动可能对治疗痴呆也有一定的效果，但还需要更进一步的研究和证实。

大脑喜欢的运动时间、强度与方法

阿尔茨海默病主要是由 β 淀粉样蛋白和 Tau 蛋白在脑内沉积导致的。最近的研究发现，有许多种抑制这些异常蛋白沉积的方法。

根据奥康戈博士 2014 年的研究结果，符合"正常的体重""充分身体活动""健康的饮食"等条件的人，大脑内 β 淀粉样蛋白和 Tau 蛋白的沉积较少，脑组织萎缩的情况也不严重。

此外，这项研究还发现每天身体活动比较多的人，可能导致阿尔茨海默病的大脑萎缩情况也更为少见。

因此，坚持每周进行 3 次，每次 30 分钟的有氧运动对预防痴呆非常有效。如果无法一次拿出 30 分钟做运动的话，每次 10 分钟分 3 次进行运动也可以。

运动强度维持在"轻松"与"稍微感到疲惫"之间即可。运动时如果保持心情舒畅，还能够提高大脑的活性，这样可以使预防痴呆的效果得到进一步提高。

要想提高记忆力，同时进行身体和大脑的锻炼也是非常有效的方法。因为随着年龄的增长，我们的身体和大脑处理课题的能力都会逐渐下降。

"边走路边计算""一边上楼梯一边做成语接龙"，这些脑力和体力相结合的锻炼都有提高记忆力和判断力、预防痴呆的效果。

第九个习惯

每周做 3 次有氧运动

重点总结

◎ 有氧运动是预防痴呆最有效的方法。

◎ 每天步行距离在 400m 以下的人，比步行距离在 400m 以上的人患阿尔茨海默病的风险高一倍。

◎ 进行有氧运动能够使大脑中海马体的体积在 1 年间增加大约 2%，而做柔软体操项目则会使大脑中海马体的体积减小。

◎ 对大脑有益的有氧运动的时间与强度最好控制在"每周 3 次，每次 30 分钟""轻松到稍微感到疲惫之间"。

◎ "边走路边计算""一边上楼梯一边做成语接龙"能够提高记忆力和判断力。

◎ 截至 2019 年 8 月，"脑锻炼"的有效性仍未得到证实。

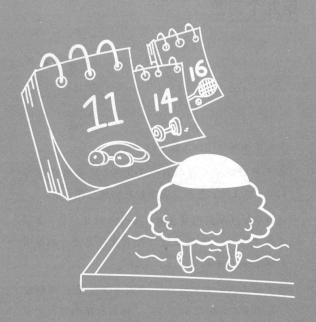

做有氧运动比伸展操有效

运动可刺激大脑血液循环、抑制认知功能下降、增加海马体的体积，是预防痴呆症最有效的方法，也是唯一药物以外对失智症状缓解有用的方法。其中以有氧运动最为有效。

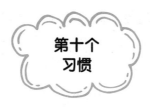

第十个
习惯

脑科学者也在用的"预防痴呆饮食法"

阿尔茨海默病是"大脑的糖尿病"

我任教的九州大学，从 1961 年开始就以久山町（人口约 8400 人）的居民为对象，以生活中的常见病的治疗和预防为目的，进行了医学调查。

久山町居民的年龄和职业分布情况与全国平均水平基本相同，是非常理想的调查样本。

在医学调查中，有一项是调查中老年时期患有糖尿病的人群与健康人群在二三十年之后出现痴呆症状的比率有何差异。

结果发现，在老年糖尿病患者之中，绝大多数会有痴呆的症状。糖尿病患者与健康人相比，罹患阿尔茨海默病和血管性痴呆的风险要高 2~4 倍。

这项"久山町研究"的结果，证明了阿尔茨海默病就是"大脑的糖尿病"。

糖尿病病人更容易患阿尔茨海默病的另一个原因是糖尿病会"促使大脑的动脉硬化"。动脉硬化会增加脑梗死的发病几率，同时也使人更容易出现血管性痴呆。

此外，餐后血糖值长期居高不下，会导致人体出现氧化应激反应、炎症以及晚期糖基化终末产物，这些都会对大脑的神经细胞造成伤害。

更可怕的是，在糖尿病的前期阶段"糖耐量异常"的情况下，也会增加罹患痴呆的风险。

在阿尔茨海默病患者的大脑之中，会出现许多类似"老年斑"的色斑。这种色斑是一种名为"β-淀粉样蛋白"的物质沉积，会导致大脑中神经细胞死亡。

阿尔茨海默病与胰岛素的关系

最近有科学研究发现，阿尔茨海默病与胰岛素之间也存在关系。

大脑神经细胞的能量主要来自糖分，几乎不消耗脂肪。而大脑神经细胞为了吸收糖分，胰岛素必不可少。

神经细胞中负责吸收糖分的部位叫作"神经胶质细胞"。

在此之前，人们普遍认为"胶质细胞"只起到填充细胞之间缝隙的作用。但现在人们发现胶质细胞还有吸收糖分的重要作用。

在胶质细胞中有一种星形胶质细胞，它的主要作用是给神经细胞创造正常的工作环境。比如在血管与神经细胞之间建立接口，使神经细胞得到营养供给、清除废弃物、实现新陈代谢。

如果增强星形胶质细胞的活性，可以使神经细胞之间的信息传达更有效率。

而提高神经细胞之间信息传达的效率，有助于提高大脑的记忆和学习能力。

星形胶质细胞从血液中吸收糖分，然后将糖分转交给神经细胞。这样一来，神经细胞就可以将糖分转变为能量。

阿尔茨海默病患者的大脑，因为星形胶质细胞中的胰岛素不足，所以无法充分吸收血液中的糖分，导致大脑的神经细胞没有足够的能量进行运作，信息传达效率降低，结果对记忆和学习能力造成影响。

综上所述，血糖值过高不仅会影响大脑内胰岛素的含量，还容易增加 β - 淀粉样蛋白的沉积，最终提高罹患痴呆的风险。

以"HbA1c 值低于 7.0%"为目标控制血糖

糖尿病患者要想预防痴呆，首先要做的事情就是"控制血糖值"。现在科学研究已经证实，随着HbA1c（糖化血红蛋白）值的上升，大脑的认知功能，尤其是前额叶的功能都会随之降低。

以"HbA1c 值低于 7.0%"为目标控制血糖，是保持良好认知功能的前提条件。餐后高血糖以及血糖值在一天之内大幅上下波动的情况都会增加罹患痴呆的风险。

此外，通过药物治疗来降低血糖值的话，有出现"低血糖"的风险。

严重的低血糖会对大脑的神经细胞造成伤害。有研究报告指出，出现重症低血糖的患者，罹患痴呆的风险是健康人的 2 倍。因此这一点也必须注意。

国际阿尔茨海默病协会 (ADI) 公布了有助于预防阿尔茨海默病的食材清单。

即鱼类、蔬菜、水果以及豆类。

具体来说，即应该多摄取富含 DHA（二十二碳六烯酸）和 EPA（二十碳五烯酸）的鱼类，例如鲐鱼、沙丁鱼和秋刀鱼等青鱼类鱼。

蔬菜中富含的维生素和多酚等具有抗氧化作用的营养元素，具有保护神经细胞免受氧化应激反应损害的作用。

豆制品中含有能够降低胆固醇和中性脂肪的营养元素，例如纳豆中富含的纳豆激酶具有溶解血栓的效果。

此外，海藻类、坚果类食品也对预防痴呆有很好的功效。

因为日本料理中含有丰富的上述营养成分，所以坚持吃日本料理对预防痴呆非常有效。

日本自古以来就有"一汁一菜"的说法。意思是简单的饮食只要有一碗汤、一份菜即可。

但现在日本人的饮食习惯逐渐欧美化，"饱食"也已经成为常态，这种饮食习惯会增加人们罹患痴呆的风险。现在我们有必要重新审视一下祖先留下来的饮食习惯，用一汁一菜、营养均衡的日本料理来预防痴呆，实现健康长寿的人生。

第十个习惯

脑科学者也在用的"预防痴呆饮食法"

重点
总结

◎阿尔茨海默病被称为"大脑的糖尿病"。

◎老年糖尿病患者，绝大多数都有痴呆的症状。

◎糖尿病患者与健康人相比，罹患阿尔茨海默病和血管性痴呆的风险要高 2~4 倍。

◎阿尔茨海默病患者的大脑中，会出现许多类似"老年斑"的色斑。这种色斑是一种名为"β-淀粉样蛋白"的物质沉积，会导致大脑中神经细胞死亡。

◎以"HbAlc 值低于 7.0%"为目标控制血糖，是保持良好认知功能的前提条件。

◎能够预防阿尔茨海默病的食材有"鱼类""蔬菜""豆制品""水果""海藻类""坚果类"食品。

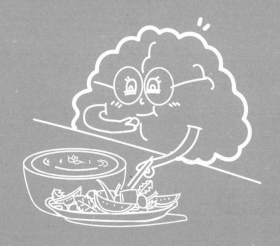

实行"预防痴呆饮食法"

阿尔茨海默病可以说是大脑的糖尿病，因此控制血糖，摄取充足的鱼、蔬菜、水果、大豆，以及海藻、坚果，对于预防失智、维持认知功能，非常重要。

第十一个
习惯

工作时不要拖拉

选择与集中

　　人类大脑的重量虽然约占体重的 2%，大脑消耗的能量却约占人体全部能量消耗的 20%。从这个意义上来说，大脑是非常奢侈的器官。因此，如果不能提高大脑的工作效率，就是对大脑消耗的能量的浪费。

　　大家有没有制订周计划、月计划、年度计划，并且按照计划完成工作任务的习惯呢？我个人是有这种习惯的。

我一般会在前一天晚上决定第二天的时间表。要想完成周计划，必须制订每日计划。

为了增强大脑的活性，"选择"与"集中"非常重要。

这里所说的"选择"与"集中"，并不是像企业经营那样，选择最有优势的事业领域，将经营资源集中在该事业领域上，以追求更多的利润和更高效的发展。而是对进入大脑的信息进行选择，思考应该将大脑的注意力集中在哪些信息上。

当存在多个信息的时候，将注意力集中在其中某个信息上的行为被称为"选择性注意"。

比如在嘈杂的场所，大脑更容易接收到自己的姓名、正在进行的对话等与自己相关的信息。

著名的"鸡尾酒会效应"就是选择性注意的一种表现形式。

人类的大脑能够屏蔽无用的声音，只接收必要的信息并且在大脑中对其进行处理。这种功能是基于音源位置的差异以及不同音源的基本频率差异实现的。

大脑中"注意"的两个种类

"注意"存在两种机制。

一种是"自下而上型注意"。如果在许多蓝色的刺激中只有一个黄色的刺激，那么这个黄色的（突出）刺激就很容易被发现。

自下而上型注意的接收区是视觉区和听觉区等最初向大脑输入感觉的区域。这是人类在日常生活中必不可少的注意功能，这时大脑处于被动状态。

另一种是"自上而下型注意"。如果大脑事先对所选的刺激有一定的认知，那么即便这个刺激目标并不突出，大脑也能够将注意力集中在某些特征上并找

自下而上型注意（上图）与自上而下型注意（下图）

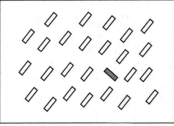

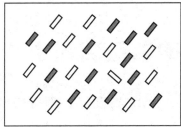

出刺激目标。

大脑中负责自上而下型注意的区域是前额叶。这是一种大脑在主动状态下的注意，通过事先赋予的动机和主观能动的判断来找出刺激目标。

比如"找出沃利"，这就是根据一个没有任何提示的自下而上型注意来找出沃利的典型。但如果通过某种提示得知沃利的特征是"穿着红白条纹的衣服、穿着长靴、戴帽子、穿短裤"，那么只要将这些信息输入进大脑，接下来寻找沃利就会变得更加简单。这就是自上而下型注意的最大特征和优点。

利用"每日计划"来节省大脑的能量

周计划、月计划和年度计划都属于自下而上型注意，只能用来辅助我们做出选择和判断，而不能作为选择和判断的基准。

而每日计划则相当于给长期计划的"框架"添加"内容"。这属于自上而下型注意，可以作为选择和判断的基准与依据。

　　"工作的时候拖拖拉拉"，只会浪费大脑的能量。通过"选择"与"集中"可以使我们的大脑更有效率地进行工作。

第十一个习惯

工作时不要拖拉

重点总结

◎ 大脑消耗的能量约占人体全部能量消耗的 20%，是非常奢侈的器官。因此，如果不能提高大脑的工作效率，就是对大脑能量的浪费。

◎ 为了增强大脑的活性，"选择"与"集中"非常重要。

◎ 大脑的"注意"分为"自下而上型注意"和"自上而下型注意"两种。

◎ 周计划、月计划和年度计划都属于自下而上型注意，只能用来辅助我们做出选择和判断而不能作为选择和判断的基准。

◎ 每日计划属于自上而下型注意，可以作为选择和判断的基准与依据，能够有效地节省大脑的能量。

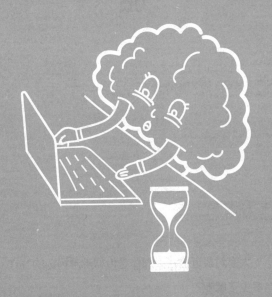

提升工作效率

通过选择和集中做事，提升工作效率，可节省大脑的能量
消耗。

第十二个习惯

限制使用智能产品的时间

影像对大脑的影响

大家对最近被各大媒体宣传得沸沸扬扬的"IoT"有多少了解呢?

"IoT"是英文"Internet of Things"的缩写,翻译过来的意思就是"物联网"。

包括电脑和智能手机等信息终端在内,世间万物都通过互联网连接起来，这可能会给我们的工作与生活带来翻天覆地的改变。

在 IoT 社会到来之后，我们每天都要面对从电视的大屏幕到智能手机小屏幕上各种各样的影像信息。

我们会因为这些影像信息产生出喜悦、恐惧、悲伤等各种各样的情绪。这些情绪变化又会影响我们大脑自律神经系统的活动。

有些影像会对大脑功能造成不好的影响，还会影响自律神经系统使人体产生不良反应，因此必须特别注意才行。

宝可梦动画事件

关于影像信息危害大脑健康的事件，最著名的当属 1997 年电视动画片《精灵宝可梦》导致观众出现痉挛的播放事故。当时日本全国有超过 650 名观众因为在观看动画片时出现痉挛症状而被送往医院。

早在 50 多年以前，科学家们就已经发现高频的闪烁会使某些对光比较敏感的人群出现偏头痛、痉挛等症状。

1993 年，英国播放的"Pot Noodle（方便面）"广告就导致 3 名观众出现痉挛症状，另外还有 25 名观众出现其他的不良反应。

这个广告用黑白颜色的高频闪烁作为背景画面，因此引发了观众的不适。电视台在发现问题之后立即停止了这条广告的播放。

在这次播放事故之后，英国的"独立电视委员会"（当时）紧急制定了电视画面播放标准，标准规定禁止使用一秒之内超过 3 次（3Hz）的闪烁以及高速更换背景画面的表现方式。

类似这样的画面在日本电视界被称为"频闪"，因为有很强的视觉效果，所以经常被用于广告之中。后来之所以会出现宝可梦动画事件，正是因为日本的电视从业人员并不知道高频闪烁会对人生理产生一定的不良影响。

在宝可梦动画事件发生之后，我作为厚生劳动省（当时）组建的调查委员会成员立即开始了查明原因的行动。

引发痉挛的真正原因

引发痉挛的真正原因究竟是什么呢？

经过调查得知，当时的画面是一秒之内重复出现了 12 次（12Hz）红蓝画面。如果红色和绿色以 12Hz 的频率闪烁，画面会因为颜色的融合而变成黄色。红色和蓝色融合后画面则会变成红紫色。

我们分别制作了 3Hz 与 6Hz 的红蓝闪烁画面进行测试。结果发现 6Hz 的频率就可能引发痉挛。英国规定电视画面的闪烁频率不能超过 3Hz，应该就是为了避免闪烁频率过高而让观众产生痉挛的情况。

事实上，在宝可梦动画事件的受害者之中，有一半人原本就曾有过痉挛病史，另一半人的脑波检查则没有任何异常，而且从那之后再也没出现过痉挛的症状。

也就是说，红蓝的高频闪烁具有非常强烈的视觉刺激效果，能够使没有痉挛病史的正常人也出现痉挛的症状。

眼睛与大脑视觉区的关系和痉挛的发病原因

为什么没有痉挛病史的孩子也出现了痉挛症状呢？

在我们眼睛的视网膜内排列着大量的视锥细胞。这些视锥细胞分为红、绿、蓝三个种类，视网膜根据不同的光波的长度改变视锥细胞的比率，使我们的大脑能够感知各种各样的颜色。当红色和绿色组合在一起的时候，能够对大脑视觉区中的神经细胞起到抑制的作用。而当红色和蓝色组合在一起的时候，则会起到让大脑视觉区中的神经细胞兴奋的作用。

当红色和蓝色的组合出现高频闪烁时，大脑内的神经细胞就会变得异常兴奋，容易引发痉挛。

在宝可梦动画事件发生之后，还出现了一些玩家因为观看电视游戏、电脑显示屏、便携游戏机等而出现痉挛的情况。

除此之外，因为玩虚拟娱乐项目、观看 3D 电影、观看含有急速旋转的影像等导致玩家、观众因为感觉不适而中途退场的情况更是不胜枚举。

在 IoT 社会到来之后，媒体的表现形式将变得更加丰富，大画面、近距离的个人视听环境恐怕会进一步增加这种有害大脑健康的风险。

即便远离画面、保持环境明亮，大脑也仍然会受到刺激，因此最好的办法是限制智能产品的"使用时间"。

自从宝可梦动画事件之后，电视界开始提出"看电视时保持房间明亮并和电视保持一定距离"的建议。

但这真的有效果吗？

电视界推荐的最佳观看距离是电视画面纵向长度的三倍。

比如一台 37 英寸（宽屏）的电视，画面纵向长度约为 46cm，那么在观看电视时与电视间隔 140cm 的距离就是最合适的。

但即便保持了距离，视锥细胞仍然会受到刺激。

视锥细胞在明亮的环境下就能认知颜色。只要有 10 根蜡烛的亮度，就足够视锥细胞认知颜色。而液晶电视的画面相当于 500 根蜡烛的亮度。也就是说，电视界推荐的最佳观看距离几乎毫无意义。哪怕观众与电视保持 3m 以上的距离，并且保证房间明亮，视锥细胞仍然能够感知电视画面上的颜色和亮度。

尽管现在人类的科技水平已经达到能够破解遗传基因并创造细胞的程度，但仍然无法改变大脑的机制。如此精妙的大脑，恐怕只有上帝才能创造出来。

保护大脑这个我们身体的最重要的器官，是 IoT

社会最重要的课题之一。

　　为了避免让我们的大脑受到过度的刺激，限制使用智能手机的时间非常有必要。

第十二个习惯

限制使用智能产品的时间

重点
总结

◎ 有些影像会对大脑功能造成不好的影响，它会影响自律神经系统，使人体产生不良反应。

◎ 1997 年电视动画片《精灵宝可梦》有一集的动画内容的播放导致当时日本全国有超过 650 名观众因为观看动画片出现痉挛症状而被送往医院。

◎ 红色和蓝色的组合容易让大脑兴奋。当红色和蓝色的组合出现高频闪烁时，大脑内的神经细胞就会变得异常兴奋，容易引发痉挛。

◎ 不仅电视节目，观看电视游戏、电脑显示屏、便携游戏机等也可能让一些人出现痉挛的情况。

◎ 在 IoT 社会到来之后，媒体的表现形式将变得更加丰富，大画面、近距离的个人视听环境恐怕会进一步增加这种有害大脑健康的风险。

◎ 即便远离画面、保持环境明亮，大脑也仍然会受到刺激，因此最好的办法是限制智能产品的使用时间。

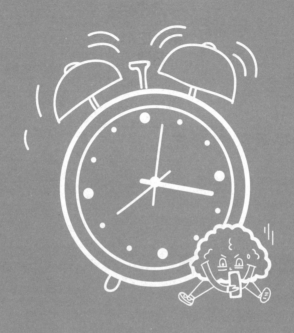

使用手机和屏幕要有时间限制

影像对大脑与自律神经影响甚巨，日本甚至发生观看电视动画片，致使观众集体引发痉挛的真实事件。大脑受影响刺激的副作用不可不甚，无论光线是否明亮、观看距离是否足够，都必须限制观看时间。

第十三个
习惯

每天按时起床

大脑有"两个时钟"

大家应该都知道，我们有一个"生物钟"。但大家知道在我们的大脑之中其实还有另外一个时钟吗？

人类会根据地球的昼夜变换来调整睡眠和清醒的周期。负责对生物钟进行调整的是位于大脑内部的视交叉上核。

人体生物钟的一天并非 24 小时，而是大约 25 小时。但当我们每天早晨沐浴在阳光之中的时候，大脑就会将人体的生物钟调整到和地球时间的 24 小时保持一致。

这种生命活动以 24 小时为周期的变动被称为"昼夜节律"。

地球上包括我们人类在内的许多动物、植物、昆虫、鱼类甚至细菌等几乎都具有这种昼夜节律。

这是地球上的生物在漫长的进化过程中为了适应地球 24 小时的自转周期导致的环境变化而获得的能力。

生物钟不仅能够控制睡眠、清醒、活动、停止等行动，还会使体温、血压、脉搏等自律神经系统以及内分泌系统、免疫系统和代谢系统都以一天为周期进行循环。

有了生物钟，人类就能够根据 24 小时的昼夜循环享受便捷、舒适的生活。

那么，人体生物钟的指针是由什么组成的呢？

答案是一种被称为"周期蛋白"的蛋白质。这种蛋白质在白天的时候最少，而夜晚的时候最多。

大脑能够准确地检测时间信息

大脑之中的另一个时钟，就是能够准确检测时间信息的"大脑网络"。

我们能够感知到"时间的流逝"。有科学家认为，人类大脑对几分钟到几小时的时间感觉与"工作记忆"有关。

通过对猴子等的动物实验以及对人类大脑的MRI检查，科学家们发现，当大脑处理需要认知时间的课题时，右后外侧前额叶以及右顶叶后部区域会有明显的活跃迹象。

位于大脑深处的基底核与下丘脑在认知时间间隔以及事物顺序时也发挥着非常重要的作用。

此外，人类的大脑能够将通过多个感官系统输入的信息整理到一起，合并为一个事项进行认知。

比如当我们看到拍手的动作并听到拍手的声音时，大脑就会将其认知为拍手的动作与声音同时发生的事项。

综上所述，在我们的大脑之中，存在自动的时钟（生物钟）和伴随主观判断的时钟（大脑网络）这两种时钟。

蓝光会使生物钟出现紊乱，因此每天按时起床有助于生物钟保持正常

近年来，数字显示屏发出的蓝光愈发受到社会的关注。

蓝光指的是波长较短的蓝色光。在人眼可见的光之中，蓝光的波长最短，能量最强。

因为蓝光会对眼睛和身体造成很大的伤害，因此厚生劳动省的相关部门也建议"每观看 1 小时的 VDT（视觉显示终端），就要休息 15 分钟"。

如今随着节能 LED 灯的普及，我们在日常生活

中暴露在蓝光下的时间越来越长。在智能手机和电脑的 LED 显示屏以及 LED 照明灯的光源中，就有大量的蓝光。

阳光之中也含有大量的蓝光，当人体沐浴在阳光之中的时候，体内的生物钟就会调整到白天模式并开始活动，而太阳落山之后，人体感知不到蓝光的照射，生物钟就会调整到夜晚模式并准备睡眠。

但对于不论白天黑夜都暴露在蓝光下的现代人来说，体内的生物钟很容易出现紊乱。

保证自己按照昼夜节律生活，才是享受健康人生的秘诀。

因此，请早晨按时起床，让太阳的光线将体内的生物钟调整到 24 小时。

太阳光还能促进大脑之中 5- 羟色胺的分泌。

每天按时起床、保持健康的生活规律，对预防痴呆很有帮助，也能让你享受健康的人生。

第十三个习惯

每天按时起床

◎ 在人类的大脑之中有"生物钟"和"大脑网络"两个时钟。

◎ "生物钟"是自动的，"大脑网络"则是伴随主观判断的。

◎ 现代人长时间暴露在蓝光（波长较短的蓝色光）之下，眼睛和身体都会受到很大的损害。

◎ 在这样的环境下，人体内的生物钟很容易出现紊乱。

◎ 为了避免这种情况，需要早晨按时起床，让太阳的光线将体内的生物钟调整到 24 小时。

◎ 太阳光还能促进大脑之中 5- 羟色胺的分泌。

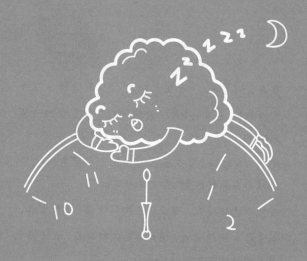

每天早上固定时间起床

人体生理时钟配合 24 小时运行，每天养成固定时间在晨光
中苏醒，配合昼夜节律规律地生活，可维持大脑健康。

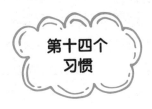

第十四个
习惯

大脑喜欢的迷宫游戏

为什么痴呆患者容易迷路

　　我们生活在立体的三维空间之中。

　　在三维空间之中，把握"有什么物体"以及"物体在什么位置"的能力十分重要。

　　比如玩投接球的时候，我们的大脑需要计算球的速度和位置做出判断，然后根据做出的判断将球接住。在我们散步的时候，尽管没有下意识地思考前进的路线，但我们大脑之中的导航系统仍然在持续运转。

阿尔茨海默病以及轻度认知障碍患者（MCI）因为大脑后顶叶很容易出现损坏，导致大脑的导航系统功能失调，所以他们经常出现迷路和危险驾驶的情况。

　　我们通过脑波对 MCI 患者进行检查时发现，此类患者的大脑对光流刺激（这种刺激会使大脑产生出自己正在运动的错觉）的反应非常弱。

　　根据这一结果，我们发现可以通过大脑对光流刺激的反应程度来区分 MCI 患者与健康的人。

　　轻度认知障碍患者，即轻度痴呆患者的迷路和危险驾驶已经发展成为不容忽视的社会问题。

　　因为这些痴呆的全部症状都与光流感官的障碍有关，所以通过光流感官检测就能够分辨出哪些人群更容易迷路和出现危险驾驶的情况。

锻炼空间认知能力

　　通过严格的训练掌握技术与知识之后，大脑的导航系统以及大脑的结构都会发生改变。

光流（Optical Flow）的运动认知

（a）自身在运动

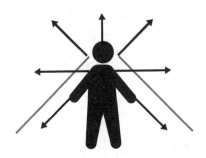

（b）放射状光流刺激

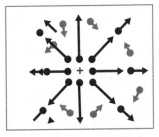

人体向前方运动时，外界光线会产生出放射状的运动，这被称为光流（OF）。光流会使人产生出自身在运动的感知，大脑中的后顶叶负责处理相关信息。

用于研究的光流刺激。通过将许多随机的光点从中心向外侧呈放射状移动，就能人工创造出光流刺激。

伦敦大学的马奎尔教授为了找出训练与大脑之间的关系，他对伦敦的出租车司机在接受培训之前和拿到出租车驾驶资格证之后的大脑结构进行了对比。

要想成为伦敦的出租车司机，必须经过一系列非常严格的训练和考试。据说英国的驾照考试是世界上最难考取的职业资格考试之一。

伦敦的街道错综复杂，而且每一条街道都有相应的名称，总数超过 2 万个。

在出租车司机培训手册中，记载了大约 320 条路线。考试的时候考官会随机抽取其中一个起点和终点，让考生回答从起点通往终点的线路。

但起点和终点包括其周边半径 400m 之内的所有街道和主要建筑物，所以实际上考生必须记住伦敦所有的街道和主要建筑物。

考生需要分毫不差地记忆像迷宫一样的伦敦地图，并且规划出最短的路线。为了记住这 2 万多个街道，很多考生都会骑自行车在伦敦的街道上转好几圈。

根据马奎尔教授的研究结果，出租车司机在取得资格证之后，大脑中与把握空间和空间位置记忆相关的海马体部分有明显的增大。

由此可见，努力训练的成果会切实地积累在大脑之中。

锻炼空间认知能力还有预防痴呆的效果。

最近出现了不少三维的迷宫游戏，这就是一种非常好的锻炼方法。此外，模拟赛车和模拟飞机的游戏或许也有一定的效果。

第十四个习惯

大脑喜欢的迷宫游戏

**重点
总结**

◎ 阿尔茨海默病以及轻度认识障碍患者（MCI）因为大脑后顶叶很容易出现损坏，导致大脑的导航系统功能失调，所以他们经常出现迷路和危险驾驶的情况。

◎ 锻炼空间认知能力有预防痴呆的效果。

◎ 通过严格的训练掌握技术与知识之后，大脑的导航系统以及大脑的结构都会发生改变。

◎ "迷宫游戏""模拟赛车""模拟飞机"等都是锻炼空间认知能力的有效方法。

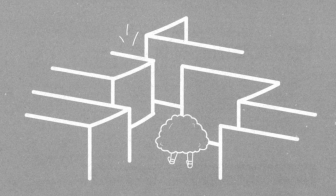

锻炼空间认知

痴呆症的一个表现就是失去空间感，容易迷路。锻炼空间
认知可活化脑内导览系统，预防失智。进行 3D 游戏或模
拟驾驶、飞行等游戏，可锻炼空间认知。

第十五个
习惯

锻炼大脑的心灵体操

大脑即便在安静状态下仍然在不停地运转

夏季的傍晚，坐在阳台的椅子上悠闲地放松身心，感受晚风的轻抚。

忽然，一只蚊子落在你的胳膊上，而你则不假思索地拿起一旁的杂志朝蚊子拍去。

在这个过程中，你的大脑究竟发生了哪些活动呢？

一直以来，人们普遍认为"大脑在休息时并不运转"。也就是说，在发现蚊子之前，你的大脑一直处于放空的状态，只有在发现蚊子并拍打它时，大脑才开始运转。

但实际上，目前科学界还没有搞清楚大脑在什么时候消耗的能量最多。华盛顿大学的莱克尔教授在与天文学家交流过之后，将这种未知的能量消耗称为"大脑的暗能量"。

随着脑科学的进步，最近人们发现即便在没有进行任何思考的安静状态下，"大脑仍然在为了即将发生的事态做准备而不断地消耗暗能量"。

根据莱克尔教授的研究，大脑的暗能量主要用于协调大脑的各项功能，就像是交响乐团的指挥一样。

不管是坐在沙发上放松时，还是躺在床上睡觉时，甚至被全身麻醉做手术时，大脑的各个领域仍然在保持着相互之间的交流。

而且这种堪称为大脑"基础状态"的活动所消耗

的能量是大脑下意识反应所消耗能量的 20 倍。

莱克尔教授将大脑内的这种系统命名为"默认模式网络（Default Mode Network）"。

DMN（"默认模式网络"的英文字母缩写）是由大脑多个区域组成的网络。

为了应对随时可能出现的情况，DMN 能够将大脑的记忆系统和其他系统整合到一起并进行调整，使大脑内各种神经系统实现同步。就像汽车即便在停止状态下发动机仍然保持运转的怠速状态一样，大脑的上述状态就相当于大脑的怠速状态。

但在我们意识模糊（比如刚睡醒的时候）的状态下，大脑往往感受不到外界的刺激，无法迅速地做出反应。

我们利用 MRI 和脑波对大脑处于迷糊状态时

DMN 的变化进行了检查。

大脑在完全清醒和迷糊状态时，脑波检查显示的结果完全不同。我们又将大脑分为 3800 个区域，根据 MRI 的检测数据对各个区域之间的同步强度进行计算。

结果发现，当大脑处于迷糊状态时，DMN 的信息传达效率大幅降低。

其中与"意识"相关的额叶联合区和顶叶联合区的信息传达效率降低最为明显。

上述检查结果表明，"当大脑处于迷糊状态时，大脑内部的网络连接方式发生了变化，导致大脑处于无法及时准确地传递信息的状态"。

值得注意的是，DMN 的异常，与阿尔茨海默病和抑郁症等神经系统疾病之间也存在着关系。阿尔茨海默病患者大脑出现明显萎缩的区域与构成 DMN 的主要区域高度重合。

由此可见，对大脑安静状态下的活动情况进行研究，很有可能成为理解意识和治疗神经系统疾病的新突破点。

通过正念使心灵和大脑进入平静的状态，有助于提高 DMN 的活性。这种"心灵的柔软体操"对激活大脑的怠速状态很有帮助。

第十五个习惯

锻炼大脑的心灵体操

重点
总结

◎即便在没有进行任何思考的安静状态下，大脑仍然在为了即将发生的事态做准备而不断地消耗暗能量。

◎处于安静状态时，大脑的各个领域仍然在保持着相互之间的交流。

◎这种堪称为大脑"基础状态"的活动所消耗的能量是大脑下意识反应所消耗能量的20倍。

◎大脑内的这种系统被称为"默认模式网络（Default Mode Network）"。

◎DMN与汽车的"怠速状态"相同。

◎"正念"是激活大脑怠速状态的最好方法。

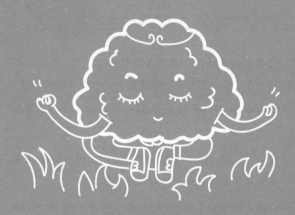

练习正念活化大脑

处于安静状态的大脑也在持续工作，因此练习正念，可以
活化处于基础状态的大脑网络。

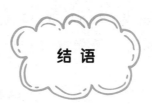

结 语

　　到目前为止，我出版了许多与临床神经生理学、脑波、肌电图等相关的专业书籍。许多与脑神经相关的医师都阅读了我的书籍并一致给予了好评。

　　身为脑科学领域的专家，有件事情让我非常在意，那就是最近在脑科学领域，很多没有科学依据或者正在研究过程中但尚未得到证实的内容，竟然被当成事实被广泛流传。

　　比如"人类的大脑只有 10% 在运转"这个夸张的"神经神话"就被各路媒体大肆报道。

　　尽管现在脑科学的研究还不能彻底搞清楚人类的大脑被充分利用的比例是多少，但至少 10% 这个说法毫无根据。

为了驳斥世间流传的这些毫无根据的"神经神话"，Forest 出版找到我，希望我能出版一本脑科学科普读物。

但因为对"神经神话"的反驳不容易被大众所接受，所以出版社方面希望我能够从脑科学的角度对大脑的运转机制进行说明，同时介绍一些"让大脑返老还童的习惯"。

事实上，让"大脑返老还童"是不可能的，但延缓大脑的衰老、保持健康的生活能够做到。

于是，我作为一名大脑研究者，以自己多年来的研究成果和自身的实践经验为基础，总结出了能够让大脑直到 100 岁都保持健康的 15 个习惯。

在大约 30 年前，我用"视觉诱发脑波"的方法对老年人的大脑功能进行了检查。

为了进行检查，首先必须找到健康的老年人。于是我在九州大学附属医院附近的公园里找到正在打门球的老人们，邀请他们帮忙完成这个检查。

这些老人之中最年长的已经 84 岁高龄。但当我对他的大脑进行检查之后我惊讶地发现，他的大脑反应数值和 60 多岁的健康人相差无几。

"健康的精神得益于健康的身体。"

想必大家都听说过这句话吧。

检查的结果刚好符合这一结论，由此可见"只要身体健康，精神自然也会健康"。通过这件事，也让我认识到"身体健康的人，大脑也健康"。

支撑我们身体的肌肉全靠运动的刺激和通过饮食摄取的营养来增长和维持。但从 40 岁开始人体的肌肉量就会逐渐减少，功能也开始衰退。

肌肉量减少和力量降低会使我们无法随心所欲地行动而且容易摔倒，甚至对日常生活造成影响。

我的母亲 2019 年已经 99 岁高龄。虽然她的腰膝有些酸软，但仍然每周去 2 次老人中心接受疗养，并且根据自身的运动能力和健康状态做一些运动项目。

此外，她还每天坚持阅读书籍和俳句，学习英语，一点没有痴呆的迹象。

我妻子和我都称母亲为"超级奶奶"。

顺带一提，本书介绍的 15 个习惯，我母亲都在亲自实践。

希望大家也能够坚持本书介绍的习惯，哪怕只有一个也好，努力成为一个即便到了 90 岁也仍然身体硬朗、没有痴呆症状的"超级老人"。

希望本书的读者都能保持健康的身体和大脑，长命百岁。

2019 年 9 月

飞松省三